DU

# MAL PERFORANT

## DU PIED

DU

# MAL PERFORANT

# DU PIED

PAR

LE Dr A. DELSOL

Ancien Interne en Médecine et en Chirurgie des Hôpitaux de Paris.

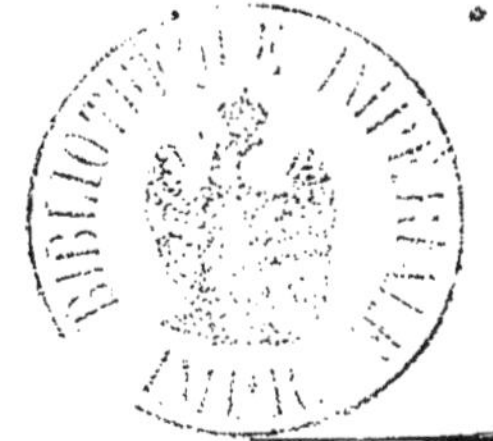

PARIS

ADRIEN DELAHAYE, LIBRAIRE-ÉDITEUR

PLACE DE L'ÉCOLE DE MÉDECINE

1864

DU

# MAL PERFORANT

# DU PIED

---

## EXPOSÉ HISTORIQUE ET CRITIQUE.

En 1852, M. le professeur Nélaton publiait, dans la *Gazette des hôpitaux* (numéro du 10 janvier), sous le titre d'*Affection singulière des os du pied*, une observation extrêmement curieuse d'une maladie très-rare et non encore décrite. Ce fut le point de départ de la publication, sur une affection plus commune de la plante du pied, de plusieurs articles dans la presse médicale, et de thèses inaugurales.

Ainsi, le 5 février 1852, dans la *Gazette des hôpitaux*, M. Vésignié, d'Abbeville, faisait paraître, sous le nom de *Mal plantaire perforant*, plusieurs cas remarquables d'une affection du pied dont la description n'était alors dans aucun traité de chirurgie.

En 1855, M. Leplat prenait pour sujet de thèse le *mal perforant* de M. Vésignié et apportait huit nouvelles observations. M. Gorju, en 1857, parlait également de la même affection dans sa thèse sur les *maladies de la peau de la plante du pied*.

Depuis lors, diverses observations ont paru dans les journaux médicaux. En 1857, M. Adolphe Richard présentait à la Société de chirurgie une malade ayant une affection de la jambe qu'il appelait *mal perforant*. La *Gazette des hôpitaux* du 4 mars 1858 donnait le compte rendu d'une leçon de M. Dieulafoy, où le chirurgien de Toulouse étudiait l'ulcère perforant. M. Morel-Lavallée présentait, en 1860, à la Société de chirurgie, le pied d'un individu amputé par la méthode de Chopart, pour cette maladie qui avait antérieurement nécessité des mutilations sur l'autre pied. Enfin, en 1863, M. Péan, prosecteur des hôpitaux, présentait à la Société de chirurgie (*Gazette des hôpitaux*, 10 mars) les pièces d'un individu mort de pneumonie et possédant un mal perforant. Nous reviendrons sur cette observation remarquable qui nous semble avoir jeté une vive lumière sur cette maladie.

Dans les traités de pathologie externe de MM. Nélaton et Follin on trouve aussi la description du mal perforant.

Tels sont les principaux travaux qui ont été faits sur cette maladie. Cependant, si on cherche dans les auteurs de la génération précédente on voit que la maladie ne leur était pas complétement étrangère. Ainsi, en 1837, Lenoir avait déjà publié dans la *Presse médicale* une étude sur les bourses muqueuses de la plante du pied et leurs affections, où le mal perforant est clairement signalé quant à sa marche et à son pronostic ; et M. J. Cloquet, dont Lenoir rapporte la leçon professée à l'occasion d'un malade qui a donné lieu à une observation faisant partie de son mémoire, a montré qu'il connaissait à cette époque cette maladie.

Boyer, dans son *Traité des maladies chirurgicales*, avait signalé les accidents que peuvent produire les *cors* de la plante des pieds, mais on trouve difficilement dans son livre une description, même vague, de la maladie telle qu'on la connaît aujourd'hui. Dans les notes que Ph. Boyer a ajoutées à l'ouvrage de son père, en 1847, nous avons rencontré une observation de *mal perforant* qui pourrait servir de type de description de la maladie. Cette observation, sur laquelle du reste nous aurons occasion de revenir, renferme en effet la plupart des caractères du mal perforant, avec les accidents qui l'accompagnent; il n'y manque que le nom. Marjolin, dans son article *Ulcère* du Dict. en 30 vol., semble parler de l'ulcère perforant, mais la courte description qu'il donne est trop vague pour porter la moindre lumière sur cette lésion; aussi n'y attacherons-nous aucune importance.

Une certaine confusion a été le résultat de la manière différente dont les auteurs ont envisagé la maladie; on a voulu voir: les uns, une inflammation des bourses muqueuses du pied (Lenoir); les autres, une variété de *psoriasis palmaria* (M. Vésignié); ceux-ci, une affection spéciale, ayant ses caractères propres, une marche bien définie (M. Leplat); ceux-là, une lésion toute locale, survenant sous l'influence de pressions répétées, et ne devant pas être détachée du cadre nosologique généralement admis (M. Gorju). Enfin d'autres auteurs ont accordé le nom de *mal perforant* à des maladies qui n'ont avec le mal que nous étudions qu'une ressemblance très-éloignée (M. Ad. Richard).

Avant de discuter ces diverses opinions, il nous semble nécessaire de rapporter les principaux faits sur lesquels elles reposent.

*A*. Le malade de M. Nélaton présentait d'abord, au niveau des saillies osseuses du pied, une phlyctène; l'épiderme se soulevait et laissait voir le derme à nu avec sa coloration rosée et doué d'une *grande sensibilité*. Le derme se perforait à son tour et il s'établissait une fistule sous-dermique. Les os ne tardaient pas à être atteints, et, après quatre ou six semaines, on arrivait sur une portion d'os nécrosé. Cet homme a parcouru tous les hôpitaux de Paris, a subi plusieurs mutilations, et a vu tous ces phénomènes se reproduire bien des fois de la même façon. De plus, cette affection semble être héréditaire dans sa famille; en effet, il a cinq frères dont deux ont la même maladie et dont l'un a déjà succombé; sur ses 6 enfants, 3 sont atteints du même mal.

M. Nélaton n'a pas trouvé de nom à cette affection; elle nous semble complétement différente de celles qu'on a publiées depuis sous le nom de *mal perforant*, comme nous espérons l'établir plus loin.

*B*. Cette maladie, que M. Nélaton n'avait pas osé

nommer, M. Vésignié l'appelle *mal plantaire perforant,* et en même temps il publie les observations sur lesquelles il se fonde pour lui donner ce nom ; voici la plus remarquable :

« Josse, jardinier, homme fort et robuste, éprouvait dès l'âge de 22 ans de la peine à marcher et portait à la plante du pied droit, au niveau de la saillie métatarso-phalangienne du gros orteil, une affection paraissant de prime abord un *cor* plat ou *durillon.* Là, en effet, épaississement écailleux de l'épiderme, large de 15 millimètres, et, au centre de cette callosité, *point* brunâtre un peu enfoncé et également *sec.* Abrasion de l'épiderme jusqu'au derme ; au centre de cette abrasion, excavation ovalisée, profonde de 2 millimètres, large de 4 sur 6 ; bords de cette excavation nettement arrondis, lisses, sans bourgeons charnus, sans saillies ; autour de ces bords, décollement de 2 millimètres ; fond de l'excavation lisse et paraissant appartenir au derme lui-même. Il semble que la peau, préalablement épaissie, s'était dédoublée, c'est-à-dire que le mal avait pris naissance dans son épaisseur. L'abrasion ne donna lieu à aucun écoulement de liquide ; elle fut suivie de soulagement, mais les onguents excitants ne purent déterminer la cicatrisation. Les callosités se reformèrent, et leur ablation amenait chaque fois du soulagement. Deux fois, soit fatigue, soit autre cause, il survint de l'inflammation qui disparut par le repos.

« M. Vésignié revit ce malade, dix-sept ans après, à

sa consultation ; dans l'intervalle, il s'était confié à d'autres mains. Le pied droit était le siége d'un gonflement phlegmoneux considérable, siégeant particulièrement sur les parties molles qui entourent le premier métatarsien et le gros orteil ; une vaste ulcération sanieuse, blafarde, entourée d'épaisses callosités épidermiques, avait remplacé le petit mal d'autrefois et avait gagné le bord interne du pied. Un stylet introduit dans ce cloaque rencontra une portion d'os, nécrosée et mobile, qui fut facilement extraite. Le malade, se croyant guéri, ne voulut pas rester à l'hôpital.

«Le 7 décembre 1851, Josse revint à l'hôpital ; il offrait l'état suivant : le pied droit était considérablement déformé ; le gros orteil et le premier métatarsien, diminués dans leur longueur normale et respective par les pertes osseuses occasionnées par la nécrose, étaient confondus entre eux sous la forme de ces doigts ratatinés à la suite de panaris profonds avec issue de portions de phalanges. Le deuxième orteil surpassait le premier en longueur de plus de 2 centimètres. A la région plantaire et à la partie saillante correspondante à l'articulation métatarso-phalangienne, il restait une excavation ovale, semblable à celle qui avait existé autrefois, et autour de cette excavation légèrement suintante, des callosités épidermiques. Ainsi le mal se reproduisait dans sa forme ancienne. Sur le même pied, à la région plantaire et à l'endroit où s'attache le cinquième orteil, il y avait aussi une callosité plate avec point brunâtre au centre.

« Depuis trois années que Josse n'avait été vu, le mal avait gagné le pied gauche de la même manière, à la même place, mais avec une rapidité beaucoup plus grande. Un vaste ulcère fongueux, entouré de callosités épidermiques, occupait la région plantaire ; un autre existait sur la face dorsale. De ces deux ulcères, qui jetaient au loin des traînées phlegmoneuses, s'écoulait abondamment un liquide séreux horriblement fétide. L'orteil, ratatiné et diminué de longueur, semblait prêt à se décoller, tant il était mobile, et les mouvements qu'on lui imprimait laissaient entendre une crépitation caractéristique. Le stylet indique une seconde nécrose.

« L'existence du mal sur l'autre pied empêche M. Vésignié d'amputer. — Application de cataplasmes émollients.

« Considérant que cette affection pourrait bien être une variété de *psoriasis palmaria*, il fit prendre au malade la liqueur de Fowler. Les cataplasmes firent tomber les callosités épidermiques et l'état inflamtoire. En vingt-cinq jours, cicatrisation de l'ulcère dorsal. Cinq jours après, il ne restait de l'ulcère plantaire qu'une petite fistule ; l'ulcère du pied droit s'était desséché sous l'influence de l'huile de cade.

« Cinq jours après sa sortie, Josse se présentait de nouveau avec une phlyctène à la région plantaire, à côté du point fistuleux. Elle fut ouverte : il s'en écoula un liquide roussâtre, et au-dessous il y avait les chairs vives et déjà ulcérées ; c'était un commencement de récidive. »

M. Vésignié fait remarquer l'amélioration rapide des parties molles, malgré la nécrose, et en rapporte tout l'honneur à la liqueur arsenicale de Fowler. Nous verrons dans la suite ce qu'il faut penser de cette opinion qui, si elle était vraie, aurait une grande importance pour la détermination de la nature du mal. Cet auteur croit également que la maladie de Josse est identique avec celle du malade de M. Nélaton ; il croit de plus que c'est une affection spéciale ne devant pas être confondue avec le cor, et la désigne sous le nom de *mal plantaire perforant,* expression qui, sans rien préjuger sur la nature du mal, en exprime le principal symptôme et le siége le plus fréquent, et qui, pour ces raisons, nous semble devoir être conservée. Ce mal débute par une callosité; sous la callosité se forme une excavation vésiculeuse que l'abrasion fait découvrir. Son origine aurait donc pour siége l'épiderme ou le derme.

*C.* — La malade de M. Adolphe Richard, présentée à la Société de chirurgie (*Gaz. hôp.*, 15 août 1857), était une jeune fille de 13 ans, qui offrait à la jambe une affection ne pouvant être rapportée à rien de ce qui est généralement connu. — Il y a quatre mois, M. Richard trouva cette enfant dans l'état suivant : santé générale parfaite; aucune trace de lymphatisme. Toute la face postérieure de la jambe droite, excepté ce qui avoisine les articulations du genou et du pied, est criblée de trajets fistuleux. Au nombre d'une dizaine, ces trajets sont remarquables par leur longueur qui varie de 4 à 12 centimètres, et par l'aspect de l'ulcère qui les termine à la peau; l'ulcère est inégal, un peu serpigineux, sans granulations apparentes, sale, et légèrement grisâtre. — Cette fille était depuis longtemps dans les salles. Une foule de médications générales et locales avaient été mises en usage inutilement; bains sulfureux, iodure de potassium à l'intérieur, puis injections iodées très-persévérantes, applications d'eau chlorurée, etc. — La maladie n'a pas été précédée de phlegmon, ni d'aucun appareil inflammatoire; elle paraît s'être lentement établie. Le mollet est amaigri, le tissu cellulaire sous-cutané disparu presque partout, le derme plaqué sur le plan musculaire superficiel. Le stylet voyage sous la peau ou dans l'épaisseur de la masse charnue superficielle. Il ne touche jamais les os; il n'y a jamais eu issue d'aucune portion sphacélée.

M. Richard ne voit, parmi les affections connues, rien à quoi on puisse rapporter la maladie observée. — Un traitement antisyphilitique longtemps continué n'a produit aucun effet. — La cautérisation des trajets fistuleux a amené une guérison momentanée, que l'apparition de nouveaux points fistuleux menace de détruire. — M. Richard appelle cette maladie *mal perforant de la jambe.*

*D.* — En 1860, M. Morel-Lavallée présenta à la Société de chirurgie le pied d'un individu amputé pour un mal perforant. Ce malade, ayant déjà subi des mutilations sur le pied opposé, est remarquable au point de vue de la reproduction du mal.

*E.* — M. Péan, prosecteur des hôpitaux, a eu, en 1863, l'occasion rare d'examiner les pièces d'un individu mort avec un mal perforant. Nous croyons devoir reproduire complétement son observation et le résultat de ses recherches, car ils nous semblent très-importants à plusieurs points de vue (*Gaz. hôp.*, 10 mars 1863).

« Malade âgé de 40 ans, commissionnaire. Il portait son affection depuis huit ans, quand il a pris une pneumonie dont il est mort à l'hôpital de la Pitié, il y a deux mois. Il y a cinq ans, il fit un assez long séjour dans le service de M. Nélaton à l'hôpital des Cliniques. Il y a trois ans, il fut soigné par M. Robert à l'Hôtel-Dieu. — Le pied droit et le pied gauche étaient atteints, mais à droite l'affection présentait une gravité beaucoup plus grande. Les lamelles épidermiques constituaient un durillon épais de quelques millimètres au-dessous de l'articulation métatarso-phalangienne du premier et du second orteil droits

« Ce durillon avait une teinte brunâtre ecchymotique par places. A son centre existait une perte de substance large d'un centimètre environ, montrant à nu le derme ulcéré et rouge vif. On constatait facilement, avec le stylet, un décollement circulaire des lamelles épidermiques et une petite cavité sous le durillon. Cette cavité communiquait avec l'extérieur par un trajet fistuleux. Le stylet permit de sentir les tendons et les os à nu, l'articulation ouverte et les surfaces articulaires dépouillées de cartilage. En faisant mouvoir avec la main le gros orteil sur le métatarsien correspondant, on déterminait une crépitation évidente, et il était facile de produire des mouvements que la jointure n'eût pas permis dans un état d'intégrité parfaite. Il s'écoulait de l'articulation un pus grisâtre et fétide peu abondant.

« Au niveau de l'articulation métatarso-phalangienne du deuxième orteil, existait aussi un durillon suppuré. Les mouvements de cette jointure déterminaient également de la crépitation. Au pied gauche existaient des altérations du même genre, seulement à un degré bien moins avancé. Le derme était ulcéré. Les os et les articulations n'étaient point malades.

« Du reste, aux deux pieds, épiderme épais, blanc mat, avec fissures profondes par places. Taches ecchymotiques d'un brun noirâtre, sensibilité légèrement diminuée; sueurs plantaires supprimées complétement. Pas de douleur.

« Aussitôt que l'état du malade est un peu amélioré, il reprend ses travaux.

« Le repos au lit, les bains, les pansements méthodiques, modifiaient avantageusement l'état des parties malades. Jamais on ne put faire cicatriser l'ulcération située à l'articulation métatarso-phalangienne du premier orteil.

« *A l'autopsie,* nous avons pu constater que les parties étaient exactement dans le même état : ulcération centrale en puits, entourés de lamelles épidermiques stratifiées, perforant le derme enflammé et granulé, faisant communiquer avec l'extérieur la première articulation métatarso-phalangienne.

« Les têtes des os étaient enflammées, privées de cartilage ; le périoste décollé ; le tissu osseux, raréfié et friable, baignait dans le pus. Les désordres osseux étaient plus étendus qu'on n'aurait pu le penser pendant la vie.

« C'est du côté des vaisseaux que nous avons trouvé le fait anatomique qui nous paraît constituer le point vraiment intéressant de l'observation. Les artères du membre, d'un calibre ordinaire, étaient le siége d'une altération qui me paraît avoir un rapport intime avec la maladie du pied.

« Elles présentaient toutes les lésions de l'artérite chronique : épaississement considérable des tuniques, incrustations calcaires nombreuses, disséminées dans leurs parois. Nous avons ouvert les artères plantaires, pédieuses et tibiales avec le plus grand soin ; elles renfermaient des concrétions fibrineuses, mélaniques, qui obstruaient une partie de leur calibre.

« Dans la pédieuse et la tibiale antérieure, ces caillots étaient moins volumineux et moins denses que dans les artères de la partie postérieure de la jambe. Dans la tibiale postérieure, les concrétions étaient intimement unies aux parois, surtout dans le tiers inférieur de la jambe ; elles n'occupaient point cependant tout le calibre du vaisseau qui présentait à leur niveau une lumière extrêmement étroite.

« C'est dans les artères plantaires que l'oblitération paraissait la plus complète ; nous avons incisé, avec le plus grand soin, ces deux artères jusqu'à la naissance des collatérales des doigts, et nous les avons trouvées obturées d'une manière presque absolue. Dans quelques points, elles formaient un cylindre plein.

« L'adhérence des caillots à la membrane interne était très-grande. La séreuse interne paraissait dépolie, privée de son épithélium. Parmi les branches de la plantaire externe, quelques-unes étaient vides de caillots et à peu près à l'état normal ; mais celles-là étaient en petit nombre.

« Dans le tissu cellulaire intermusculaire, et même au milieu des muscles, nous avons constaté la présence d'ecchymoses nombreuses de date assez récente et de dimensions variables. Le sang épanché était noirâtre et n'avait subi aucune transformation. Il y en avait quelques-unes vers la partie la plus élevée du jambier antérieur et dans les muscles de la partie postérieure de la jambe. Elles étaient plus nombreuses et mieux accusées dans les muscles de la plante du pied. Ces muscles, du reste, étaient assez rouges et ne paraissaient pas anormalement infiltrés de graisse.

« Ces oblitérations vasculaires sont certainement bien dignes d'intérêt. Peuvent-elles expliquer les lésions profondes et si tenaces du mal perforant dans le cas qui nous occupe ? Il y a à coup sûr un rapport difficile à mettre en doute entre la maladie du pied et l'oblitération des artères qui le nourrissent. Aurions-nous là enfin le secret de ces ulcérations multiples et profondes de la plante du pied, si difficiles à expliquer, et celui de ces récidives nombreuses dont les ouvrages renferment quelques exemples ? »

Nous discuterons plus loin, à l'occasion de deux observations du même genre, les réflexions de M. Péan.

F. — Le travail le plus complet qui ait encore paru sur le mal perforant, est la thèse de M. Leplat (Thèses de Paris, 1855). Au lieu de donner de la maladie une définition vague qui n'apprendrait rien au lecteur, M. Leplat préfère en énumérer les principaux caractères qui sont, d'après son opinion : 1° le plus souvent, au début, production cornée à la plante du pied et sur les parties les plus saillantes ; 2° formation d'un ulcère entouré de toutes parts d'un cercle épidermique très-épais, et laissant suinter un liquide sanguinolent, ichoreux plutôt que purulent ; 3° inflammation des bourses séreuses, des synoviales tendineuses et articulaires, et du périoste ; 4° osteite, carie et nécrose. — Pour établir son opinion, il rapporte huit observations. La première est celle d'un maçon âgé de 41 ans, de forte constitution. En 1851, il eut le gros orteil droit amputé pour un ulcère avec nécrose des os de l'orteil. En 1852, il entra à l'hôpital Bon-Secours pour un mal analogue situé sur la saillie du premier métatarsien, avec gonflement phlegmoneux des tissus environnants. La maladie a tous les caractères de l'ulcère décrit par M. Vésignié. Guérison par abrasion de l'épiderme ; antiphlogistiques contre la phlegmasie du voisinage ; plus tard, pommades excitantes sur l'ulcère. Le malade a été soumis à un traitement antisyphilitique.

La deuxième observation concerne un commissionnaire qui entre à l'hôpital pour un gonflement douloureux considérable du *pied droit* et de la jambe, avec plaie à la face plantaire du gros orteil qui n'est autre chose qu'un mal perforant. Le stylet arrive sur la seconde phalange dénudée. Au *pied gauche*, plaque épidermique au milieu de la pulpe du gros orteil avec ulcère allant sur le derme. Épaississement épidermique sous le deuxième orteil. Traitement par les antiphlogistiques, et incisions des abcès survenus au pied droit. Guérison incomplète au bout de deux mois. Rentrée du malade à l'hôpital pour une recrudescence. Nouvelle guérison par les antiphlogistiques et les topiques émollients. Ce malade subit, en outre, un traitement antisyphilitique.

La troisième observation est également celle d'un commissionnaire ; la maladie n'offrait rien de particulier, et cet homme sortit avant sa guérison.

La quatrième observation est celle d'un homme de 54 ans, qui présentait une déviation du pied en dehors par suite du développement de cors volumineux au niveau de la partie interne de l'articulation métatarso-phalangienne du gros orteil. En excisant un de ces cors, le malade ouvrit la bourse muqueuse sous-jacente. Il y eut écoulement abondant de synovie suivi de soulagement. Mais,quatre jours après, il se fit une violente inflammation. L'ouverture fistuleuse communiquait avec l'articulation. Le repos et les vésicatoires amenèrent la guérison au bout de trois semaines. — Il y a lieu de s'étonner qu'après avoir donné des caractères si définis au mal perforant, M. Leplat range cette observation dans cette maladie. Nous croyons plutôt à une arthrite traumatique par suite de l'ouverture de la synoviale. Plus loin, du reste, nous établirons les différences que présentent ces deux affections.

Les quatre dernières observations n'offrent rien de particulier.

M. Leplat décrit ensuite les diverses périodes de la maladie. A propos du *durillon* primitif, il signale les diverses modifications que subit la peau : épaississement de l'épiderme, avec coloration sanguine noirâtre vers le centre de la callosité ; consistance très-dure ; surface fendillée, crevassée ; conduits sudoripares tantôt effacés, tantôt évidents ; callosités quelquefois douloureuses, le plus souvent indolentes.

L'ulcération dermique est constituée par la séparation des couches de l'épiderme. La surface rouge du derme est composée, d'après M. Robin, par des cellules épidermiques en voie de formation.

M. Leplat signale aussi l'inflammation phlegmoneuse qui survient lorsque l'ulcération envahit les bourses séreuses.

Cet auteur ne reconnaît d'autres causes à la maladie que les pressions répétées, et par suite une mortification moléculaire, comme dans la production des ulcères variqueux. Il n'accorde aucune influence à l'hérédité, à la sueur des pieds, à laquelle quelques auteurs ont semblé attacher de l'importance; mais il reconnaît qu'une prédisposition individuelle est nécessaire pour la production du mal, et insiste sur la difficulté d'en obtenir la guérison. Quant aux théories de M. Vésignié et de Robert, qui attribuent une certaine action aux hypertrophies papillaires, il les rejette complétement. Pour lui, le mal perforant diffère essentiellement des ulcérations syphilitiques, de celles des glandes sudoripares et des cancroïdes. A propos des maladies des bourses muqueuses, M. Leplat n'est pas explicite; il les croit distinctes du mal perforant, mais en réalité il semble les confondre.

Considérant que la maladie est avant tout une affection locale, cet auteur institue un traitement purement local : modifier l'état des parties par l'abrasion de l'épiderme et l'excitation de la plaie, traiter l'état phlegmoneux intercurrent par les antiphlogistiques, les émollients et le repos, telles sont les indications qu'il fait ressortir de son étude.

*G.* — M. Gorju, dans sa thèse sur les maladies de la peau de la plante des pieds (Thèses de Paris, 1857), parle du mal perforant de MM. Vésignié et Leplat, mais ne semble pas adopter l'opinion de ces auteurs, sans toutefois donner ses raisons. Certains cas de *durillons forcés* avec fistules dermiques qu'il rapporte dans son travail ne sont pour nous que des exemples du second degré du mal perforant. Sa thèse se termine par une observation analogue à celle de MM. Vésignié et Leplat, avec examen microscopique fait par M. Verneuil. Il se contente de donner l'opinion de cet auteur, qui considère l'ulcère perforant comme une inflammation chronique.

*II.* — Jamain, dans le tome V des *Éléments de pathologie externe* de M. Nélaton, décrit le mal perforant comme MM. Vésignié et Leplat, avec les conclusions du second. Il rapporte ensuite le cas remarquable de M. Nélaton et une observation très-analogue de M. Richet, sans se prononcer sur la différence ou l'identité de cette maladie avec le mal perforant.

*I.* — Nous devons signaler enfin l'excellent *Traité de pathologie externe* de M. Follin (tome II, 1re partie, page 47) comme renfermant une très-bonne description micrographique du mal perforant. M. Follin a soin de distinguer cette maladie : 1° des hypertrophies papillaires suppurantes, 2° des cors qui ont perforé le derme en le faisant suppurer et en l'ulcérant, 3° des inflammations suppuratives avec ulcérations des bourses muqueuses normales du pied, 4° enfin des altérations primitives des os donnant lieu à des fistules.

*J.* — Tels sont, en résumé, les divers travaux publiés dans ces derniers temps sur l'affection que nous étudions. Parmi les auteurs de la génération précédente, Lenoir, dans son mémoire sur les bourses séreuses du pied, publié, le 25 janvier 1837, dans *la Presse médicale*, après avoir décrit les trois cavités muqueuses qu'il a découvertes à la plante du pied, l'une au talon, l'autre au niveau de l'articulation du gros orteil, la troisième correspondant à la saillie du cinquième métatarsien, donne le résumé d'une leçon clinique de M. J. Cloquet, faite à l'occasion d'un malade affecté d'inflammation d'une de ces bourses, où il est dit «qu'en raison des frottements qui occasionnent ces bourses ou en augmentent l'étendue, l'épiderme acquiert une grande épaisseur, que souvent il est dur et calleux, qu'en quelques cas il se change en plaque cornée semblable à un véritable cor, que, dans toutes ces circonstances, pour peu qu'il soit froissé par un agent extérieur, il agit à la manière d'un corps étranger sur la peau, et détermine une irritation, une inflammation, et souvent même une suppuration du derme de cette membrane et de la bourse séreuse qui lui est sous-jacente; qu'alors la région occupée par cette bourse devient douloureuse, se gonfle et fait sentir de la fluctuation; que la douleur se propage bientôt aux parties voisines; que, si on détruit la callosité en l'enlevant peu à peu, on trouve au-dessous une cavité circonscrite de laquelle s'écoule un liquide puriforme ou du véritable pus; que, si au contraire on n'ouvre pas la tumeur, il arrive que la callosité se détache en partie, et que le liquide s'écoule à l'extérieur après s'être frayé une route entre le derme et la circonférence de la callosité, mais que d'autres fois le kyste s'ouvre sous le derme dans le tissu cellulaire voisin et qu'il y détermine un phlegmon qui peut prendre beaucoup de développement.....

« Enfin, après l'évacuation du pus contenu dans le kyste, si les malades continuent à marcher, M. Cloquet a vu se former un ulcère sordide très-douloureux, à bords coupés à pic, et autour duquel on trouvait un large décollement représenté par la circonférence de la bourse. »

Il nous semble démontré par le passage que nous venons de citer que M. Cloquet a voulu entendre par *ulcère sordide* ce que nous connaissons aujourd'hui sous le nom de mal perforant, mais il a regardé la maladie comme appartenant surtout aux bourses muqueuses.

*K.* — Voici l'observation de Ph. Boyer que nous avons déjà mentionnée (*Traité des maladies chirurgicales* de Boyer, 5e édition, par Ph. Boyer; tome IV, page 76).

« Le 19 août 1845, un homme âgé de 45 ans se présente à la consultation de l'Hôtel-Dieu pour une maladie du pied. Il porte sous l'articulation métatarso-phalangienne du gros orteil gauche un durillon très-considérable, ouvert et suppurant dans son milieu, avec engorgement inflammatoire du pied. Ce malade dit qu'il a ce *cor* depuis dix à douze ans, mais qu'il n'en souffre que depuis deux ans environ, que c'est vers cette époque que la suppuration est survenue, et que l'engorgement inflammatoire n'existe que depuis quelques jours. Il ne peut pas mieux préciser les diverses périodes du développement de sa maladie. Je l'admets à l'hôpital, et le lendemain de son admission, je sonde la plaie qui est au milieu du durillon. Le stylet arrive immédiatement dans l'articulation métatarso-phalangienne du gros orteil, et je reconnais sans peine que les surfaces articulaires sont nécrosées. Sur le côté interne de la même articulation, la peau offre une tache violacée qui menace de gangrène. J'applique des cataplasmes émollients. Le 21, il y a une escbare que l'emploi des mêmes topiques fait tomber, et le 26 août, les parties étant revenues à leur état normal, je pus de nouveau m'assurer de l'exactitude de mon diagnostic. Le nécrose de la tête du premier métatarsien nécessitant l'amputation de cet os, j'engage le malade à se soumettre à cette opération; il y consent et je fixe au 8 septembre le jour où je la pratiquerai... (désarticulation de la première phalange du gros orteil avec conservation de la seconde, et résection de la tête du métatarsien)....

« L'examen des os fit voir une nécrose des surfaces articulaires correspondantes du premier os métatarsien et de la première phalange. La lame de substance compacte de l'os métatarsien et son tissu spongieux étaient considérablement indurés. Le tissu osseux de la phalange était sain.

« La marche de la cicatrisation fut simple dans la portion de la plaie correspondante à l'os métatarsien; mais il n'en fut pas de même dans la portion correspondante à la dernière phalange; celle-ci se nécrose et des fistules s'établissent sur ses côtés. J'avais espéré qu'il se formerait entre cette phalange et la portion restante du premier os métatarsien un tissu dense qui rétablirait pour ainsi dire la continuité des deux parties, comme cela se voit quelquefois après l'ablation du premier métatarsien. Il n'en fut pas ainsi, et cette phalange se redressa et prit une direction vicieuse qui gênait dans la chaussure. Le 26 octobre, il ne restait que deux très-petites fistules; le malade pouvait marcher avec des souliers; mais il était survenu un nouveau durillon ou cor sous l'articulation métatarso-phalangienne du quatrième orteil. Je l'ai enlevé par deux incisions demi-circulaires. Le 30 novembre, le malade veut quitter l'hôpital ayant encore sa fistule et n'étant pas guéri de la plaie du durillon enlevé. Le 15 décembre suivant, cet homme rentra à l'hôpital; la plaie de ce durillon, loin d'avoir diminué, a augmenté tant en largeur qu'en profondeur : il y a dans son milieu une eschare, et sa circonférence est formée par un épiderme très-épais. Je fais appliquer un cataplasme, et le lendemain j'enlève l'épiderme ramolli. Je néttoie ainsi la plaie; je panse l'eschare avec l'ongent styrax, et je mets un cataplasme pardessus. Le 19, l'eschare est tombée; la plaie est couverte de bourgons charnus et vermeils. Malgré ce bon aspect, malgré les soins apportés au pansement, malgré l'ablation, quatre fois répétée, d'une couche épidermique épaisse qui entourait circulairement la plaie, celle-ci était au même état le 15 janvier 1846, et reposait sur un fond induré. J'engageai le malade à laisser enlever ce fond, et ce jour même j'ôtai, au moyen de deux incisions demi-circulaires, toute la partie épidermique indurée, ayant soin de la circonscrire dans toute sa largeur et toute son épaisseur. Elle avait 1 centimètre et demi de diamètre, et elle s'étendait jusqu'à l'aponévrose plantaire qui était envahie par elle, de sorte que j'en coupai une portion et que je mis à nu le tendon fléchisseur de l'orteil du milieu. En explorant les parties avec le doigt, après l'opération, je reconnus que j'étais immédiatement au-dessous de l'articulation du 4^e^ métatarsien avec la première phalange du 4^e^ orteil. Cette plaie se cicatrisa régulièrement, le tendon s'étant recouvert de bourgeons charnus. Le 12 février elle paraissait presque cicatrisée, l'épiderme n'offrant plus qu'un trou de la grandeur d'une tête d'épingle. Mais, ayant mis un stylet dans ce trou pour m'assurer de ce qui existait, je vis ce stylet pénétrer sous l'épiderme à une profondeur de plus d'un centimètre. Alors le lendemain j'incisai tout cet épiderme, et je trouvai au-dessous une plaie; je la cautérisai à plusieurs reprises, j'empêchai l'épiderme de se former de nouveau au-dessus d'elle, et je l'amenai ainsi à cicatrisation. Le malade sortit de l'hôpital le 6 mars 1846, conservant à l'endroit où je pratiquai l'opération, c'est-à-dire au-dessous de la 4e articulation métatarso-phalangienne, un endurcissement rond de l'épiderme. »

Ph. Boyer fait suivre cette observation des réflexions suivantes : elle prouve (l'observation) que les indurations de l'épiderme de la plante des pieds nommées *cors* ou *durillons* s'étendent jusqu'à l'aponévrose plantaire, que celle-ci participe d'abord seule à la maladie, mais que plus tard, les parties molles qui environnent l'articulation deviennent malades, et qu'enfin celle-ci est elle-même affectée. On doit en conclure que ces cors ou durillons ne sont pas de simples endurcissements de l'épiderme, et que le chirurgien doit être très-réservé dans son diagnostic et son pronostic, et très-prudent dans le mode de traitement qu'il conseille, et dans les opérations qu'il pratique.

Ainsi : durillon, ulcération de la peau, altération des parties profondes, lésions des articulations et des os, tous les caractères en un mot que M. Leplat donne au mal perforant, se retrouvent chez le malade de Ph. Boyer, et les réflexions qui terminent l'observation prouvent que cet auteur connaissait bien la maladie et savait en instituer le traitement sur des bases très-rationnelles.

## Observations.

Pendant notre internat à l'hôpital Beaujon dans le service de notre excellent maître M. Morel-Lavallée, nous avons eu l'occasion d'observer un certain nombre de cas de mal perforant. Nous allons donner les observations qui nous ont paru les plus intéressantes au point de vue de la nature de la maladie et du mode de traitement qui a le mieux réussi.

OBSERVATION I<sup>re</sup>. — *Mal plantaire perforant du pied droit, inflammation consécutive, altérations osseuses multiples; amputation de la jambe. Mort; examen du membre.*

2e pavillon, n° 19. — B..... (Jacques), âgé de 55 ans, journalier, de forte constitution. Cet homme, entré le 19 septembre 1863 à l'hôpital Beaujon, dans le service de M. Morel-Lavallée, a toujours joui d'une parfaite santé ; pieds bien conformés.

Il y a huit mois, il éprouva une gêne considérable au pied droit, au niveau de la saillie du premier métatarsien, produite, d'après ce qu'il raconte, par une cheville pénétrant dans sa botte. Une ulcération se forma à cet endroit ; elle fut pansée sans succès avec diverses pommades. Enfin le malade ne pouvant plus marcher se décida à entrer à l'hôpital.

Le pied offre l'état suivant : au niveau de la saillie du premier métatarsien, ulcération d'un centimètre de diamètre, entourée par un épiderme de plusieurs millimètres d'épaisseur, formant une plaque cornée de la grandeur de la paume de la main, au centre de laquelle se trouve la perte de substance. Les bords épidermiques de l'ulcère sont taillés à pic, le fond est constitué par une substance noirâtre à demi solide, fendillée. Les fentes laissent voir un tissu rougeâtre, villeux, d'où suinte un peu de liquide séro-purulent. Le stylet plongé dans ce tissu le traverse sans résistance et arrive sur la tête du métatarsien, déjà atteinte de carie dans un point correspondant à l'ouverture cutanée, et dont on sent bien le tissu spongieux craquant sous le stylet. Point de décollement autour de l'ulcère. Le pied exhale une forte odeur *sui generis*. L'examen de la lésion ne provoque presque pas de douleur.

Le 25. Aucune amélioration ne s'est produite depuis l'entrée du malade à l'hôpital. — Injections iodées dans l'ulcère.

4 novembre. Le pied a énormément augmenté de volume ; il s'est formé une collection purulente le long du métatarsien. M. Morel-Lavallée l'ouvre par une large incision. Les jours suivants il se forme de nouveaux abcès, au niveau de la malléole interne et à la partie antérieure et externe de la face dorsale du pied. Ces collections sont largement ouvertes. Le malade a de la fièvre et a perdu l'appétit. — Cataplasme sur le pied.

Le 16. L'état général du malade est un peu amélioré; le pied se trouve dans l'état suivant : l'ulcération primitive existe toujours avec les mêmes caractères extérieurs; avec le stylet on sent la tête du métatarsien cariée; plus loin on pénètre dans l'articulation métatarso-phalangienne ouverte, avec la plus grande facilité. La peau de la face plantaire du gros orteil est décollée jusqu'au tiers antérieur; le métatarsien est encore recouvert de son périoste dans ses deux tiers postérieurs; à son niveau existe l'incision de l'abcès plantaire. La face dorsale du pied, à sa partie externe et antérieure, dans l'étendue de la paume de la main, présente une perte de substance consécutive à l'abcès développé à cet endroit, elle laisse voir les tendons de l'extenseur commun baignés par le pus. L'incision pratiquée sur l'abcès de la malléole interne est en voie de cicatrisation; cependant il reste des fistules qui reçoivent le stylet et permettent d'arriver sur la malléole qu'on sent dépouillée de son périoste et en partie cariée. L'articulation métatarso-phalangienne du gros orteil présente à sa partie interne une ouverture fistuleuse avec laquelle elle communique. — Injections iodées dans les fistules.

Le 26. Les lésions du pied étant trop multiples et trop profondes pour en espérer la guérison spontanée, M. Morel-Lavallée décide le malade à subir l'amputation de la jambe. Elle est pratiquée à la partie moyenne, non sans quelques difficultés tenant au défaut d'élasticité de la peau et à ses adhérences considérables.

3 décembre. Depuis l'opération, le malade se

trouve dans une prostration considérable ; pas d'appétit ; pouls petit, de fréquence modérée. Le moignon commence à suppurer ; les bords de la section cutanée sont atteints de sphacèle, dans l'étendue de quelques millimètres ; la plaie elle-même ne présente rien d'inquiétant. — Lotions avec la décoction de quinquina ; pansement au styrax.

Le 5. Le moignon se présente dans un mauvais état ; une partie du lambeau cutané antérieur, dans l'étendue de la paume de la main, est violacé, noirâtre ; les bords de la plaie sont pulpeux, blanchâtres, comme au début de la pourriture d'hôpital. Le malade est dans une adynamie profonde. Mort dans la nuit.

*Autopsie.* Toute la surface du moignon est grisâtre, pulpeuse ; sa partie antérieure est gangrenée et décollée du tibia. La partie postérieure du moignon et de la cuisse jusqu'à son tiers supérieur sont violacés, œdématiés ; une incision dans toute cette partie laisse voir du pus collectionné sous la peau et infiltré dans les muscles postérieurs de la jambe et de la cuisse.

Les *poumons* n'offrent d'autre altération qu'un engouement hypostatique sans aucune trace d'abcès métastatique.

Le *cœur* est énormément dilaté par des caillots fibrineux qui oblitèrent complétement les cavités droites, se prolongeant dans les gros vaisseaux et enchevêtrés dans les colonnes de l'organe. Les cavités gauches contiennent des caillots semblables, mais moins volumineux ; un cordon fibrineux occupe toute l'aorte thoracique. Pas d'altération organique du cœur; quelques concrétions peu volumineuses dans les parois de l'aorte.

Rien dans les autres organes.

*Examen du pied après l'amputation.*

*Peau.* Elle présente des pertes de substance et des fistules : 1° à la plante du pied, au niveau de l'ulcère perforant et le long du premier métatarsien où a été pratiquée l'incision de l'abcès plantaire ; 2° une fistule à la face interne du gros orteil communiquant avec l'articulation métatarso-phalangienne. 3° Le deuxieme orteil possède à la face interne, au niveau de la seconde articulation, une ulcération passée inaperçue avant l'opération ; elle est circulaire, à fond grisâtre, remplie par une matière pulpeuse, noirâtre ; elle repose sur l'articulation dont le ligament interne participe à sa coloration. 4° Destruction de la peau à la face dorsale du pied dans l'étendue de la paume de la main ; tendons à nu, en partie nécrosés. 5° Fistules au niveau de la malléole interne qui permettent d'arriver sur cette extrémité osseuse cariée. 6° *Gangrène* de la peau du quatrième orteil datant de trois jours avant l'opération.

*Parties profondes de la plante du pied.* La dissection de la plante du pied nous fait découvrir un vaste foyer purulent, s'étendant du mal perforant au tiers inférieur de la jambe en suivant le trajet des tendons des muscles postérieurs de la jambe. Dans cet espace noirâtre infiltré de pus et de sanie gangréneuse, on trouve l'aponévrose plantaire ramollie dans sa partie interne et décollée par sa face supérieure. Les tendons et muscles des régions plantaires moyenne et interne sont confondus dans un putrilage formé par du pus et les débris de ces organes.

*Artères.* Au milieu de ces détritus, on trouve l'artère tibiale postérieure et ses divisions en plantaire interne et externe, présentant un degré remarquable d'ossification ; on peut les suivre sous la forme d'un cordon dur jusqu'à leurs divisions antérieures.

*Os.* Ils sont le siége de diverses altérations : 1° Le premier métatarsien a la tête complétement dépouillée de cartilage d'encroûtement ; son tiers antérieur a perdu son périoste et sa substance compacte ; les cellules du tissu spongieux se présentent infiltrées de matière fongoïde. Cette partie de l'os n'a plus que la moitié de son volume ; elle se termine en cône, au lieu de présenter une tête arrondie et volumineuse. Le reste de l'os est entouré de périoste épaissi, présentant çà et là quelques petites plaques rougeâtres. 2° La phalange du gros orteil est cariée dans toute son étendue, dépourvue de cartilage et réduite à un petit morceau de tissu spongieux infiltré de bourgeons charnus. 3° La phalangine, à son extrémité articulaire, présente les mêmes altérations. 4° La malléole interne est dépouillée de son périoste, et son tissu spongieux est à nu, comme sur le métatarsien. L'altération occupe toute l'épaisseur de cette extrémité osseuse; les bords de son cartilage articulaire sont noirâtres. 5° Les faces internes de l'astragale et du calçanéum sont également privées de leur périoste, au niveau du trajet purulent que nous avons décrit plus haut.

*Articulations.* Les articulations du gros orteil n'existent plus; nous avons vu que leurs os et leurs cartilages étaient détruits; leurs ligaments, envahis par le tissu fongueux, n'offrent plus de résistance. Le tendon du fléchisseur propre, détruit, a permis à l'extenseur d'entraîner l'orteil en haut sous forme de crochet, luxant la phalange sur le métatarsien et la phalangine sur la phalange. Les synoviales des articulations tibio-tarsienne et calcanéo-astragalienne offrent de la rougeur dans toute leur étendue.

Cette observation est remarquable par le défaut de vitalité qu'ont présenté des lésions en apparence minimes au début, chez un homme d'ailleurs robuste; par la forme gangréneuse qu'a affectée l'inflammation; par la gangrène spontanée qui s'est montrée au quatrième orteil; enfin par la facilité avec laquelle les os se sont altérés partout où ils ont pu être en contact avec le pus. L'altération la plus remarquable qu'ait fait découvrir la nécropsie, est, selon nous, l'ossification des artères du pied. Sans rechercher si celle-ci est due ou non à une artérite chronique, comme l'affirme M. Péan dans l'observation que nous avons reproduite plus haut, nous croyons que le défaut de vitalité des lésions, la tendance gangréneuse des inflammations, trouvent dans cette altération leur raison d'être toute naturelle. Plus loin, du reste, nous insisterons sur cette particularité.

Obs. II. — *Mal perforant du pied droit avec altération du cinquième métatarsien. Cataplasmes, injections iodées. Guérison.*

2e pavillon, n° 26. B..... (Louis), âgé de 51 ans, journalier, rue de Chaillot, 37. Constitution forte, mais vieillesse anticipée; entré dans le service de M. Morel-Lavallée, à l'hôpital Beaujon, le 3 novembre 1863.

Cet homme a toujours joui d'une bonne santé et a des enfants bien portants; il travaille dans les égouts et porte des sabots. Il y a six semaines environ, il a éprouvé de la douleur dans le pied droit, au niveau de la tête du cinquième métatarsien; cette douleur, peu considérable d'abord, a été suivie d'un abcès, avec gonflement du pied. Cet abcès s'améliora assez promptement sous l'influence du repos et des cataplasmes; mais, le malade ayant été obligé de se remettre au travail avant une guérison complète, le mal ne tarda pas à récidiver. C'est pour cette récidive que cet homme vient à l'hôpital. Nous trouvons le pied dans l'état suivant: partie antérieure et externe considérablement tuméfiée, la peau est rouge, violacée; la tuméfaction siége surtout au niveau du cinquième métatarsien. A la plante du pied, sur la saillie produite par cet os, existe l'ouverture du premier abcès, circulaire, à bords taillés à pic, doublée d'une couche épaisse d'épiderme en partie décollé, à fond anfractueux, donnant issue à une petite quantité de pus. Le stylet plongé dans cette ouverture arrive jusque sur la tête du métatarsien qui résonne sous la percussion de la tige métallique, mais sans se laisser pénétrer. Pas de décollements autour. A la face dorsale du pied, au niveau de la tête du même métatarsien, existe aussi une ouverture produite par un abcès; elle est circulaire, entourée de bords épaissis et violacés, sans hypertrophie épidermique. Le stylet plongé dans cette ouverture rencontre également la tête de l'os dénudée. — Cataplasmes.

Le 17. Le gonflement a notablement diminué. — Injections iodées dans les fistules. Le liquide poussé dans une des ouvertures sort par l'autre.

Le 26. Une amélioration considérable s'est produite, presque plus de gonflement; les fistules donnent très-peu de pus.

4 décembre. La fistule de la face dorsale du pied est cicatrisée en ombilic. L'inférieure, considérablement diminuée, ne permet plus d'arriver jusqu'à l'os.

Le 12. Fistule plantaire guérie par une cicatrice étoilée et déprimée à son centre. L'épiderme et le derme environnants ont recouvré leur aspect normal. — Exeat.

Ce fait nous montre que le mal perforant est quelquefois facile à guérir, même avec une altération osseuse bien caractérisée. La promptitude de la guérison nous semble due, dans ce cas particulier, à la réaction qui s'est montrée autour de l'ulcère. L'inflammation a détaché la plaque épidermique qui, pour nous, est un des principaux obstacles à la cicatrisation, et a développé au niveau du mal un bourgeonnement qui a déterminé la guérison. Nous avons eu l'occasion de voir ce malade environ quinze jours après sa sortie de l'hôpital. La guérison se maintenait, mais il se plaignait cependant de souffrir en marchant. La cause de ces douleurs résidait tout entière dans la pression produite sur la cicatrice par les chaussures détestables de cet homme. Il est probable que si cette influence fâcheuse n'a pas été éloignée, la récidive n'aura pas tardé à se montrer.

Obs. III. — *Mal perforant double; cataplasmes, injections de teinture d'iode. Guérison.*

2e pavillon, n° 37. S..... (Jean), âgé de 50 ans, journalier, rue Maître-Albert. Entré le 4 décembre 1863, dans le service de M. Morel-Lavallée. Constitution bonne, mais vieillesse précoce. Ce malade raconte que, il y a quatre mois, il lui est survenu à la face plantaire du gros orteil gauche, et sans que rien eût annoncé cet accident, un mal qu'il compare à un clou, qui s'est percé et qui a guéri après six semaines de repos. Quinze jours après que le premier pied a été pris, il lui est survenu un mal analogue au gros orteil du pied droit; ces deux ulcères ont guéri en même temps. Ce malade avait repris son travail depuis deux semaines, lorsque ses pieds sont redevenus malades comme auparavant, après en avoir souffert pendant cinq ou six jours. Depuis cette époque, c'est-à-dire depuis près de deux mois, l'état des pieds semble le même et n'a aucune tendance à la guérison. Voici ce que l'on observe à son entrée à l'hôpital :

1° *Pied gauche.* La face plantaire du gros orteil présente à son centre un ulcère circulaire, à bords épais, taillés à pic et doublés d'une couche d'épiderme de plus de 2 millimètres; au fond de la perte de substance épidermique, on voit le derme ulcéré, percé d'une ouverture plus petite que celle de l'épiderme. Cette ouverture est bouchée par une pulpe grisâtre à demi solide qui se laisse pénétrer par le stylet, et à travers laquelle on arrive jusque sur les ligaments de l'articulation de la première avec la deuxième phalange du gros orteil. Les os ne semblent pas altérés, et l'articulation n'est pas ouverte. La gaîne du tendon du fléchisseur est perforée, on peut y enfoncer le stylet dans l'étendue de 5 centimètres. Autour de l'ulcère existe un décollement de la peau d'un à 2 centimètres. L'orteil est rouge, tuméfié; l'articulation métatarso-phalangienne est déformée, mais le malade affirme qu'il en a toujours été ainsi.

2° *Pied droit.* Ulcération de même forme et ayant les mêmes caractères que celle du pied gauche, siégeant également à la face plantaire du gros orteil ; elle est moins profonde et ne paraît pas perforer la peau. Pas de gonflement de l'orteil. — Cataplasmes aux deux pieds.

10 décembre. Sous l'influence des cataplasmes, l'épiderme s'est ramolli et se laisse facilement détacher ; le gonflement de l'orteil gauche a considérablement diminué. — Injections iodées dans la fistule.

Le 20. L'ulcère du pied droit est cicatrisé ; celui de l'orteil gauche très-amélioré : il s'en écoule une petite quantité de liquide séro-purulent.

17 janvier 1864. L'ulcère gauche est cicatrisé depuis plusieurs jours ; le malade marche sans souffrances. — Exeat.

Cette observation est un exemple de mal perforant multiple, avec récidive facile et guérison prompte, sous l'influence du repos, des cataplasmes et de la teinture d'iode, qui a produit une irritation très-favorable dans la gaîne du fléchisseur propre du gros orteil.

OBS. IV. — *Mal plantaire perforant; guérison; récidive un mois et demi après. Mort par tétanos; autopsie.*

2e pavillon, n° 47. M..... (Jean), âgé de 59 ans, chiffonnier, constitution forte ; pieds plats, déformés, surtout le droit, qui est court, gros, épaissi. Entré le 10 novembre à l'hôpital Beaujon, dans le vice de M. Morel-Lavallée. Cet homme n'a eu d'autres accidents dans sa santé que des fièvres intermittentes rapportées d'Afrique, où il a été soldat. Depuis lors il éprouve de temps en temps quelques accès et du délire parfois la nuit. Il n'a jamais eu mal aux pieds. Il y a six mois, il s'aperçut que son pied droit était *mouillé* et un peu douloureux; il découvrit la cause de tout le mal dans une ulcération de la plante du pied, située au niveau de la tête des métatarsiens, dont il avait jusque-là ignoré l'existence. La douleur a été pendant longtemps très-modérée, de manière à ne pas l'empêcher de travailler; mais, depuis quelques jours, elle est devenue plus intense, s'est accompagnée de gonflement du pied et l'a forcé d'entrer à l'hôpital. Nous constatons alors l'état suivant : pied droit notablement tuméfié dans toute son étendue; à la face plantaire, saillie entre le quatrième et le cinquième métatarsien, constituée par une large plaque épidermique de plusieurs millimètres d'épaisseur et de l'étendue de la paume de la main. Au centre de cette saillie, on voit un ulcère de 1 centimètre environ de diamètre, entouré d'un rebord épais, déchiqueté, et composé exclusivement d'épiderme. Le fond de cette ulcération est noirâtre, fendillé, et à travers la fente on voit un tissu rougeâtre sous-jacent; il s'en écoule une petite quantité de liquide séro-purulent. Le stylet, introduit dans cette fissure, rencontre des tissus mous ne lui opposant aucune résistance, et arrive facilement sur les têtes des quatrième et cinquième métatarsiens et le ligament interosseux. Ces os ne paraissent pas dépouillés de leur périoste. A la face dorsale du pied, dans l'endroit opposé à l'ulcère plantaire, s'est formé un petit abcès dont l'ouverture reçoit le stylet, avec lequel on sent également les têtes des métatarsiens qui ne sont pas dépouillées de leur enveloppe périostique. L'espace interdigital présente un décollement sous-cutané. — Cataplasmes.

17 novembre. L'épiderme, ramolli par les cataplasmes, se laisse facilement enlever; au-dessous, le derme ne présente rien de particulier. Une injection iodée est poussée dans les deux ouvertures, mais elle ne sort pas par l'ouverture opposée, comme on aurait pu s'y attendre, vu le décollement de la peau dans l'espace interdigital. — Les injections sont répétées tous les deux jours.

4 décembre. Amélioration considérable; le gonflement du pied a disparu, l'ouverture de la face dorsale est fermée; l'ulcère plantaire est encore déprimé, mais ses bords sont moins durs; la fistule sous-dermique est fermée : il ne reste plus qu'une petite excoriation donnant une gouttelette de pus à chaque pansement.

Le 12. Guérison complète; cicatrice enfoncée et rayonnée au niveau du mal perforant. — Exeat.

Ce malade n'a pas conservé longtemps le bénéfice de sa guérison; il est rentré, les premiers jours de février 1864, dans le service de M. Morel-Lavallée, présentant à la face plantaire du pied trois ulcérations : l'une siégeant au même point que la première fois, l'autre sur la partie inférieure du bord externe du pied, et la troisième entre le premier et le deuxième métatarsien. Toute la partie antérieure de la plante du pied était doublée d'une forte couche d'épiderme à moitié décollée par la suppuration, et le pied présentait une tuméfaction considérable occupant surtout la face dorsale. Des cataplasmes d'abord, plus tard un vésicatoire sur le dos du pied, combattirent l'inflammation. Les parties avaient pris une tournure favorable, lorsque le malade fut atteint de tétanos, auquel il a succombé le 27 février 1864. Grâce à l'extrême obligeance de M. Morel-Lavallée et à l'amabilité de notre collègue et ami M. Blumenthal, il nous a été permis d'examiner le membre malade.

Nous avons trouvé la partie antérieure de la plante du pied d'un rouge violacé, dépouillée d'épiderme dans ses deux tiers externes, et présentant trois ulcérations : la plus interne, située entre les têtes du 1^er^ et du 2^e^ métatarsien, n'occupe pas toute l'épaisseur de la peau, c'est une simple érosion du derme ; la deuxième correspond à l'ulcère qui avait été précédemment guéri, entre la saillie des 4^e^ et 5^e^ métatarsiens ; elle perfore la peau mais n'est pas accompagnée de décollement, et ne permet pas d'arriver sur les métatarsiens. La troisième se trouve au niveau de la tête du 5^e^ métatarsien ; elle a détruit toute l'épaisseur de la peau, repose sur la tête de l'os, qui cependant est encore recouvert de son périoste.

En arrière de ces deux dernières ulcérations, sur le bord externe de la plante du pied, la peau présente une teinte noirâtre occupant toute son épaisseur, due à un commencement de sphacèle. Le tissu cellulo-graisseux sous-cutané, au niveau des ulcérations, offre un grand nombre de foyers sanguins. A la partie saillante du talon, existe un vaste durillon présentant à son centre une tache noirâtre. Une coupe perpendiculaire fait voir que cette tache est due à une extravasation sanguine entre l'épiderme et le derme. Le sang coagulé est transformé en une mince pellicule solide, ayant décollé l'épiderme dans l'espace d'un centimètre environ. A part ce décollement, la peau ne présente rien de particulier; mais il est probable que, si le malade avait marché encore quelque temps, il se serait formé en cet endroit un ulcère perforant. — L'épiderme du gros orteil est décollé, et l'ongle a disparu depuis la mort. En enlevant cet épiderme, on trouve l'extrémité antérieure du gros orteil gangrenée, avec commencement d'élimination de l'eschare. Celle-ci occupe toute l'épaisseur des tissus jusqu'à la phalangine, qui semble elle-même participer à la gangrène.

L'examen des artères nous a montré : la tibiale postérieure transformée en cylindre calcaire, ayant perdu le tiers de son calibre normal; l'ossification occupe également les artères plantaires, mais dans une étendue peu considérable, 1 centimètre environ pour la plantaire interne, et 3 pour l'externe. La tibiale antérieure est également changée en cylindre solide ; la pédieuse est ossifiée dans l'étendue de 4 centimètres environ. — Les artères fémorales présentent quelques plaques calcaires. On n'en retrouve pas sur les artères iliaques. — Les artères correspondantes du membre pelvien gauche renferment des altérations analogues.

La gangrène spontanée et l'ossification des artères que nous rencontrons dans cette observation sont des phénomènes de grande valeur. Ce cas mérite d'être rapproché de ceux qui font le sujet de notre première observation et de celle de M. Péan, pour en déduire des considérations sur la nature de la maladie. Ce sont, à notre connaissance, les seules autopsies que nous possédions sur le mal perforant : les mêmes lésions se rencontrant dans chacune d'elles, on ne peut s'empêcher de leur accorder beaucoup de valeur. Dans tous les cas, elles méritent d'attirer l'attention des observateurs.

---

## TABLEAU DE LA MALADIE.

D'après les travaux que nous venons d'analyser, d'après les observations que nous avons rapportées, nous pouvons dire que le pied est quelquefois le siége d'une affection particulière, ne ressemblant à aucune autre, ayant une marche parfaitement déterminée et une nature spéciale. Cette affection particulière, M. Vésignié, d'Abbeville, l'a appelée le premier *mal plantaire perforant*. Ce nom a été accepté par M. Leplat, en supprimant toutefois le mot *plantaire*, parce qu'il regarde la lésion comme pouvant se montrer ailleurs qu'à la plante du pied. Disons toutefois que les exemples du mal perforant en dehors de la plante du pied sont trop rares et trop vagues pour autoriser à changer la première dénomination. MM. Nélaton et Follin, dans leur traité de pathologie externe, désignent également la maladie comme M. Vésignié. On caractérise ainsi un des principaux symptômes de l'ulcération qui est de s'étendre en profondeur, jusqu'aux os et aux articulations.

Pour nous, comme pour MM. Vésignié, Leplat, Nélaton et Follin, le mal perforant consiste : 1° en un *durillon* à base large et d'origine ancienne; 2° au centre de ce durillon, une ulcération à bords épais, reposant tantôt sur le derme, et alors les bords sont formés par l'épiderme de la callosité, taillé à pic; tantôt pénétrant dans le tissu cellulaire sous-cutané, et pouvant arriver jusqu'aux os et aux articulations.

Les diverses profondeurs de l'ulcère ont fait diviser, par M. Leplat, le mal perforant en quatre périodes : *durillon; ulcère cutané; inflammation des bourses séreuses, tendineuses et synoviales;* enfin, *ostéite, carie et nécrose.*

La première période du mal perforant est en effet un durillon. Chez les individus prédisposés, il se forme au niveau des saillies de la plante du pied, soit au talon, soit plus fréquemment à la tête des métatarsiens ou à la pulpe du gros orteil, un durillon à base large, diffuse, se perdant insensiblement avec l'épiderme du reste de la plante du pied. Cette callosité peut persister pendant longtemps, quelquefois pendant plusieurs années, sans déterminer le moindre accident, et passer même inaperçue chez un grand nombre de malades ; mais, sous l'influence d'une cause même légère, d'une marche plus longtemps prolongée par exemple, d'une pression de chaussures, ce durillon, par sa dureté, sa résistance, joue le rôle d'un corps étranger interposé entre la chaussure et le pied.

Il se produit à ce niveau une irritation qui a pour effet d'amener un léger épanchement de sang sous-épidermique. Ce sang décolle l'épiderme et provoque la sécrétion d'un peu de sérosité ; peu à peu, la coque formée par le durillon, n'étant plus régénérée par le derme d'où elle est décollée, usée à l'extérieur par les frottements auxquels le pied est sans cesse soumis, finit par se perforer et donner issue au liquide séro-sanguinolent de l'ampoule. Le premier degré du mal perforant est alors constitué. Tous ces phénomènes s'accomplissent sans déterminer beaucoup de douleur, et la plupart des malades, dépourvus de sensibilité, se trouvant dans la nécessité de travailler, négligent ce premier degré. Le derme mis à nu, exposé à l'air, au contact de substances irritantes, bordé d'un anneau épidermique souvent très-épais et dur comme de la corne, se détruit insensiblement, et l'ulcère pénètre alors dans le tissu cellulaire sous-cutané. Le mal est arrivé à sa seconde période. Pendant ce temps, il s'écoule de la petite ulcération quelques gouttes de liquide séro-purulent. Ce passage du premier au deuxième degré est plus ou moins rapide, mais il se fait en général assez lentement; un ou plusieurs mois sont souvent nécessaires. La chronicité n'est pas un des moindres caractères de cette maladie. Lorsque la peau est perforée, les tissus profonds subissent des modifications analogues, ils sont le siége d'une destruction moléculaire lente, et lorsqu'une bourse séreuse se trouve ouverte, que ce soit une des bourses muqueuses de Lenoir ou une bourse tendineuse, on observe le troisième degré de la maladie. Une inflammation vive, phlegmoneuse, s'empare du pied, principalement autour du mal; il se forme des collections purulentes en divers endroits, soit à la plante du pied, soit à la face dorsale. Ces abcès nécessitent des ouvertures qui donnent issue à du pus phlegmoneux ordinairement de bonne nature. Alors il peut arriver deux choses : l'inflammation tombe, les abcès se tarissent, et le mal perforant reste avec ses caractères antérieurs, mais plus étendu en profondeur, arrivant sur le périoste ou les ligaments articulaires; ou bien une ulcération gangréneuse envahit les ouvertures, les agrandit considérablement, pénètre jusqu'aux os sous-jacents, et produit des désordres nombreux et profonds, comme chez le malade qui fait le sujet de notre observation 1re.

C'est à ce moment, en effet, que se manifeste la tendance à la gangrène qu'on rencontre assez souvent dans le mal perforant, comme l'observation de Ph. Boyer, que nous avons rapportée plus haut; nos 1re et 4e obs. tendent à le faire croire. Dans ces cas, la gangrène a occupé la face interne du gros orteil affecté du mal perforant ( malade de Ph. Boyer), le quatrième orteil du pied malade (obs. 1re) ; l'extrémité du gros orteil et le bord externe de la plante du pied, également du côté malade (obs. 4).

Lorsque l'ulcération arrive sur le périoste ou les ligaments articulaires, ces tissus fibreux ne tardent pas à être détruits. Les os et les articulations sont alors atteints, et on observe : 1° du côté des os, le plus souvent une carie limitée en surface et ne s'étendant pas en général à une grande profondeur; quelquefois c'est une nécrose; l'os est détruit dans une largeur plus ou moins grande, ordinairement ne dépassant pas 2 centimètres, et le séquestre se détache au bout d'un temps plus ou moins long; 2° du côté des articulations, ce sont également les os qui offrent les altérations les plus notables ; les cartilages d'encroûtement disparaissent insensiblement, les têtes articulaires, une fois dépouillées, se carient, s'atrophient, et si, dans ces cas avancés, on parvient à guérir le malade, les mouvements de la jointure présentent les craquements et la rudesse de ceux qu'on trouve dans l'arthrite sèche. Ces altérations ont une marche lente, mais constamment progressive. Quelques malades peuvent encore marcher à cette période, mais la plupart sont condamnés au repos, et viennent alors réclamer les soins de la chirurgie. Les désordres osseux et articulaires trop avancés obligent quelquefois d'en venir à l'amputation du membre ; souvent aussi, par le repos et des soins bien entendus, on produit dans l'état des parties une amélioration considérable équivalente à la guérison. Mais malheureusement les malades affectés du mal perforant sont extrêmement prédisposés à l'avoir une deuxième et une troisième fois : ces récidives sont dues au défaut de soins, à la malpropreté, aux mauvaises chaussures et à la constitution individuelle, causes qui, ayant produit une fois la maladie, la produiront une deuxième, une troisième fois, si elles ne sont pas éloignées. On observera ainsi chez le même individu, à des époques différentes, la même série de phénomenes.

Le mal perforant est tantôt unique, tantôt multiple, soit qu'on l'observe sur le même pied ou sur les deux pieds à la fois. Dans les cas de multiplicité, il est rare de le voir au même degré ; d'un côté, il peut être à la quatrième période, tandis que de l'autre, il parcourt à peine la seconde.

La récidive, extrêmement fréquente par les raisons que nous avons données plus haut, se fait ordinairement à la même place ou dans un point voisin, et toujours sur un endroit saillant. L'ulcération présente les mêmes caractères, mais affecte une marche en général plus rapide. La callosité épidermique est toujours le premier phénomène qui se produit. Telle est en deux mots la physionomie du mal perforant. Nous croyons qu'il est inutile d'insister longuement sur chaque caractère en particulier ; les observations des auteurs et les nôtres parlent suffisamment.

## DIAGNOSTIC.

Le mal perforant nous semble posséder des caractères tellement tranchés qu'il paraît impossible de le confondre avec toute autre affection. Le malade qui fait le sujet de la leçon de M. Nélaton, dont nous avons déjà parlé, a été, par quelques auteurs, regardé comme un exemple de mal perforant. Nous croyons, comme l'a fait M. Follin, devoir l'en séparer complétement. En effet le début et la marche de cette affection sont bien différents de ceux du mal perforant : on n'y trouve pas le durillon primitif ; l'ulcère possède une grande sensibilité, il a une marche très-rapide ; tandis que, dans le mal perforant, la callosité épidermique précède, souvent pendant des années, la formation de l'ulcère; celui-ci est remarquable par son insensibilité, au point de permettre aux malades de marcher pendant longtemps, et par la lenteur avec laquelle il parcourt ses périodes. La nécrose avec élimination de séquestre, qui s'est montrée chez le malade de M. Nélaton toutes les fois qu'il s'est formé une nouvelle ulcération, est un phénomène assez rare dans le mal perforant où l'on observe le plus souvent la carie. Ce malade présente encore une autre particularité qui n'a pas été signalée dans le mal perforant : son affection est héréditaire; plusieurs de ses frères et la moitié de ses enfants en sont atteints. Il nous est impossible de basarder une opinion au sujet de ce cas si intéressant, mais nous croyons qu'il n'a qu'une similitude très-éloignée avec le mal perforant.

On pourrait rapprocher du cas précédent l'observation que M. Richet a publiée dans la *Gazette des hôpitaux* (29 novembre 1858, Société de chirurgie), où il s'agit d'une jeune fille qui a vu les os d'un de ses pieds se nécroser successivement. La maladie commençait par une fissure à la peau, à travers laquelle on arrivait sur une portion d'os nécrosée. Ici également nous n'avons pas les principaux caractères du mal perforant; du moins ils ne sont pas signalés dans l'observation d'ailleurs très-brève.

La maladie que M. Adolphe Richard appelle *mal perforant de la jambe* nous semble appartenir à toute autre affection que le mal perforant. Lorsqu'on est convenu de donner un nom à une maladie à physionomie bien définie, il nous semble que c'est vouloir tout confondre que d'employer ce nom dans des cas où un des symptômes du mal peut bien se montrer, mais où on n'observe pas cet ensemble de signes qui servent à caractériser une maladie. Sans nous prononcer sur la nature de cette affection de la jambe, nous ne pouvons pas la considérer comme un exemple de mal perforant.

La plante du pied, comme la paume de la main, peut être le siége de verrues. Celles-ci, indolentes à la main, saillantes, faciles à reconnaître, affectent au pied un aspect particulier. Sous l'influence de pressions continuelles, elles s'aplatissent, s'enfoncent dans le derme, et quelquefois présentent des ulcérations qui au premier abord pourraient être prises pour un mal perforant. Mais, si on considère qu'elles offrent une surface pointillée, large, superficielle; qu'elles ne sont pas entourées de cette cuirasse épidermique que nous rencontrons dans le mal perforant, la confusion devient impossible.

L'ulcération avec suppuration des bourses muqueuses de la plante des pieds prêterait plus volontiers à l'erreur. Mais l'inflammation simple des bourses muqueuses a un caractère d'acuité qu'on ne rencontre dans le mal perforant qu'à la troisième période, précisément à l'époque où ces cavités sont envahies par l'ulcération. Dans ces cas, les antécédents suffiront toujours pour établir le diagnostic. Même en dehors de tout renseignement, il est facile de ne pas confondre les deux affections. Le durillon avec perforation centrale ne se trouve pas dans l'inflammation simple des bourses muqueuses ; l'ouverture de l'abcès ne présente rien de particulier ; on y voit les bourgeons charnus, nés des parois de la cavité, faire saillie à travers, chose qui ne se rencontre pas dans le mal perforant, sur lequel on a tant de peine à produire une excitation suffisante pour amener le bourgeonnement, prélude de la cicatrice. L'ulcération des bourses muqueuses a de la tendance à la cicatrisation, tandis que c'est le contraire pour le mal perforant. Certaines nécroses des os du pied peuvent, à une certaine période, offrir quelques caractères du mal perforant. Les antécédents seront ici d'un grand secours : l'ulcération cutanée présente dans les deux cas une marche bien différente ; elle se fait de dedans en dehors pour la nécrose, et de dehors en dedans pour le mal perforant.

Les ulcères syphilitiques de la plante du pied ne présentent qu'une ressemblance grossière avec le mal perforant ; l'absence de callosité, le tubercule sous-cutané antérieur à l'ulcération, la forme de l'ulcère lui-même qui est arrondi, régulier, le distinguent suffisamment.

Le cancroïde du pied, par son aspect bourgeonnant, l'étendue de sa surface, son suintement ichoreux, ne pourra jamais être pris pour un mal perforant ; la différence est trop évidente pour qu'il soit utile d'y insister.

Quant au *psoriasis palmaria* dans lequel M. Vésignié voudrait faire rentrer le mal perforant, nous pouvons dire que nous ne saisissons pas la relation qui existe entre une callosité large, dure, épaisse, et les squames de cette dermatose.

Il est à peine nécessaire de mentionner le *cor* aux pieds (*clavus pedum*). A l'état de production épidermique, il diffère considérablement du durillon du mal perforant, par sa situation différente qui est la face dorsale des orteils ou les espaces interdigitaux, et par sa forme plus arrondie et moins étendue. Lorsqu'il cause une inflammation, celle-ci l'élimine promptement, et l'ulcère qui en résulte ne tarde pas à guérir.

## NATURE DE LA MALADIE.

Déterminer la nature d'une maladie est souvent fort difficile, et pour cela il est nécessaire de tenir compte des caractères de cette affection, de sa marche, de ses altérations anatomiques, de son étiologie et de son traitement. L'ulcère perforant, comme nous l'avons déjà dit, ne ressemble à rien ni par son aspect, ni par sa marche ; il constitue donc une maladie particulière. Est-elle locale ou générale ? Le siége du mal à la plante du pied, au niveau des saillies osseuses, tend à faire croire à une lésion purement locale. Mais, si on considère que d'un côté le nombre d'individus soumis aux causes que l'on attribue généralement au mal perforant est très-considérable, tandis que cette maladie est au contraire relativement très-rare, on sera obligé d'admettre une cause en dehors de celles qui sont simplement locales. Pour le mal perforant, comme pour une foule d'autres maladies, on a invoqué la *prédisposition* individuelle, mot qui ne sert qu'à pallier notre ignorance. L'anatomie pathologique pouvait seule nous donner la clef d'une affection aussi bizarre ; il fallait chercher la cause du mal ailleurs que dans la disposition de l'ulcère. C'est ce qu'a fait, le premier, M. Péan, dont l'observation a été rapportée plus haut. Ce chirurgien a trouvé les artères de la jambe considérablement ossifiées. Chez les malades qui font le sujet des première et quatrième observations, nous avons rencontré la même altération. Sur nos deux malades, nous avons observé de la gangrène spontanée, ce qui concorde parfaitement avec l'état des artères. Il y en a eu également chez le malade de Ph. Boyer. On nous objectera peut-être que l'âge de nos malades et de celui de Ph. Boyer explique parfaitement l'ossification des artères ; mais le malade de M. Péan n'avait que 40 ans, et cet âge ne passe pas pour donner de pareilles altérations vasculaires. Il nous sera d'ailleurs difficile d'admettre que l'ossification des artères que nous avons rencontrée chez nos malades soit un pur effet de l'âge ; nous sommes beaucoup plus porté à la considérer comme un phénomène pathologique : M. Péan l'appelle *artérite chronique*. A moins de voir dans ces trois cas de simples coïncidences, et il serait au moins singulier que dans les seules autopsies de mal perforant que l'on ait faites, on eût trouvé les mêmes coïncidences, nous ne pouvons nous empêcher de regarder le mal perforant comme intimement lié à l'incrustation calcaire des vaisseaux, et de même nature que la gangrène sénile.

Sous l'influence des frottements, des pressions, le derme de la plante du pied, dont la vitalité est amoindrie, est facilement irrité par un durillon qui, dans d'autres circonstances, n'aurait produit aucune gêne. Cette irritation du derme amène une ulcération, puis une perforation; et contrairement à ce qui se passe pour les autres lésions de continuité, il ne se développe aucune inflammation réparatrice, et le mal gagne toujours en profondeur. C'est une espèce de gangrène moléculaire, entretenue par le défaut de soins et par la cuirasse épidermique qui double les tissus et les empêche de se mettre en contact. Nous pourrions comparer cette action de la callosité a celle qu'exercent dans l'aisselle et la région ischio-rectale les plans ostéo-fibreux, lorsqu'une vaste suppuration a détruit le tissu cellulaire. Des fistutes succèdent à l'ouverture des abcès, et ne se ferment que lorsque la nature a comblé le vide en reconstituant le tissu cellulaire. Les parois du foyer ne pouvant se rapprocher, la guérison des fistutes ne peut se faire que par ce mécanisme. Une preuve que la callosité joue un grand rôle dans la persistance du mal perforant, c'est qu'il est à peu près impossible de le guérir sans la détruire.

Quelques auteurs ont considéré le mal perforant comme une des mille manifestations de la syphilis.

Partant de cette idée, on a administré le traitement spécifique. L'effet qu'il a produit nous démontre que la maladie est d'une tout autre nature, car il a été nul, ou du moins les avantages qu'on prétend en avoir retirés peuvent parfaitement être dus au simple repos, comme ce que nous avons observé nous-même nous porte à le croire. Les résultats obtenus par M. Vésignié avec la liqueur de Fowler et l'huile de cade sont loin de nous démontrer que le mal soit de nature dartreuse. Le repos et les pansements méthodiques nous expliquent également ces succès.

## TRAITEMENT.

Deux indications principales se présentent dans le mal perforant; détruire le mal et l'empêcher de récidiver. La première, d'après tout ce que nous venons de dire, n'est pas facile à remplir. On n'a qu'à lire les observations des auteurs qui ont parlé de cette maladie, pour se convaincre de la résistance qu'elle offre aux moyens les plus rationnels. Des ulcérations en apparence très-légères ont mis des semaines et des mois à guérir; l'abrasion du durillon, les caustiques, le fer rouge, n'en sont venus à bout qu'à grand'peine. S'il en est ainsi pour des ulcères qui n'affectent que la peau et le tissu cellulaire sous-cutané, à plus forte raison les lésions osseuses et articulaires doivent-elles être réfractaires à ces moyens énergiques. Aussi voyons-nous la plupart des chirurgiens avoir préconisé et exécuté l'amputation de la partie malade dans ces cas avancés. C'est un moyen extrême que nous rejetons à peu près complétement, à moins que la multiplicité des lésions et l'état général du malade, comme dans notre première observation, ne permettent point d'obtenir une amélioration, et où la conservation du membre pourrait entraîner la mort de l'individu. Amputer pour une affection qui récidivera presque à coup sûr, lorsque le malade pourra reprendre ses travaux, c'est exposer vainement un individu à une opération grave, sans qu'on puisse en espérer pour lui un grand avantage.

Les moyens que nous avons vus le plus souvent réussir sont très-simples, et, à toutes les périodes du mal, on en a obtenu d'excellents résultats. Le premier de ces moyens est le *repos*. Il supprime les causes qui influent le plus sur l'entretien de l'ulcère: la fatigue, les mauvaises chaussures et la malpropreté du pied. On a vu que nous attachions une grande importance à la callosité épidermique. Il est indispensable de la faire tomber. Le meilleur moyen nous a paru être l'emploi des cataplasmes émollients. L'épiderme constamment baigné par l'humidité, se gonfle, et, après quelques jours, se détache facilement dans une grande étendue. On voit alors au-dessous la peau redevenir rosée, souple, l'ulcère se nettoyer et s'affaisser. Et si on a soin d'empêcher la reproduction de l'épiderme par le même moyen, l'ulcère superficiel se guérit facilement sans autre médication. Enlever la callosité par abrasion est une méthode détestable, car plus on la coupe, plus elle repousse, le pied de l'homme se comportant en cette circonstance comme celui des solipèdes. Pour réussir par ce moyen, il faut abraser non-seulement l'épiderme, mais le derme lui-même dans une partie de son épaisseur; on fait alors une opération sanglante qui n'offre aucun avantage sur les cataplasmes. La callosité détruite, et l'ulcère nettoyé, il faut en obtenir la cicatrisation. La nature du mal nous montre la voie qu'il faut suivre; exciter l'ulcère est l'indication qui se présente de prime abord. Parmi les topiques excitants, nous avons vu employer par M. Morel-Lavallée la teinture d'iode coupée d'eau en injections. Les résultats ont été excellents dans tous les cas; nos observations en font foi, et la deuxième, où il y avait altération osseuse, nous montre un exemple de guérison rapidement obtenu par les seuls moyens que nous venons d'examiner. Nous ne croyons pas cependant que la teinture d'iode ait une action spécifique; il est très-possible que les cathérétiques d'une autre nature produisent des résultats analogues.

Les médicaments donnés à l'intérieur nous paraissent inutiles, à moins de complication étrangère à la maladie. Les bénéfices que M. Vésignié prétend avoir tirés de la liqueur arsenicale de Fowler nous paraissent devoir être attribués aux autres moyens simultanément employés. Nous en dirons autant du traitement antisyphilitique auquel ont été soumis la plupart des malades de M. Leplat. Cet auteur, du reste, ne lui reconnaît aucun avantage bien marqué.

Tels sont les moyens les plus rationnels et en même temps les plus inoffensifs pour combattre le mal perforant.

S'il est difficile de guérir la maladie une fois formée, il est bien plus difficile encore d'en empêcher la récidive. La plupart des individus affectés sont des malheureux qui ne peuvent prendre aucune précaution, et qui n'ont rien de plus pressé que de retourner à leurs occupations. Soumis aux mêmes causes occasionnelles, ayant la constitution souvent détériorée par les privations et l'abus des liqueurs fortes, ils ne tardent pas à être repris de la même affection.

Quoi qu'il en soit, les soins de propreté, des chaussures bien conditionnées, des bains de pieds fréquents, pour empêcher l'épiderme de se condenser en durillon, nous paraissent les moyens les mieux appropriés pour prévenir cette maladie et en empêcher la récidive.

## TABLE



Paris. — A. Parent, imprimeur de la Faculté de médecine, rue Monsieur-le Prince 31.

www.ingramcontent.com/pod-product-compliance
Ingram Content Group UK Ltd.
Pitfield, Milton Keynes, MK11 3LW, UK
UKHW020340220726
13923UKWH00004B/1506

9 782019 244958